Départ

Mets ta photo

ici

Moi aujourd'hui________

date

Semaine Un

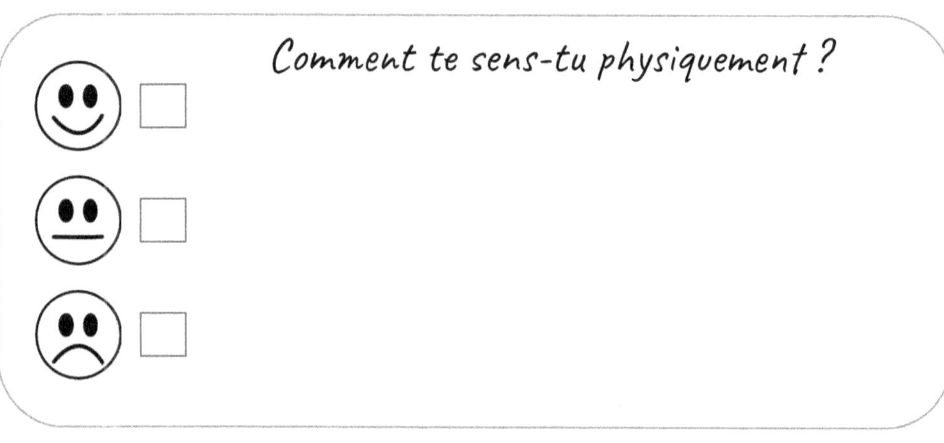

Comment te sens-tu physiquement ?

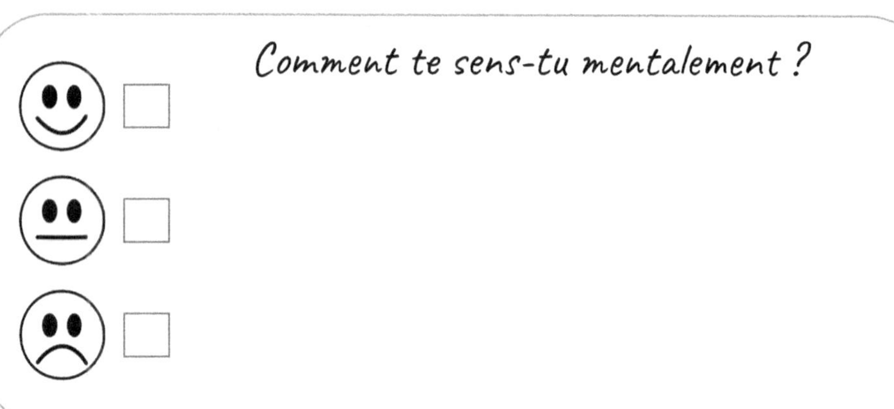

Comment te sens-tu mentalement ?

Tes BUTS pour la semaine

En avant la forme!

Nom ________________ Grandeur ________ Poids ________

Bras: G ________ D ________

Poitrine ________________

Taille ________

Hanches ________

Cuisses: G ________ D ________

Mollets: G ________ D ________

Données initiales

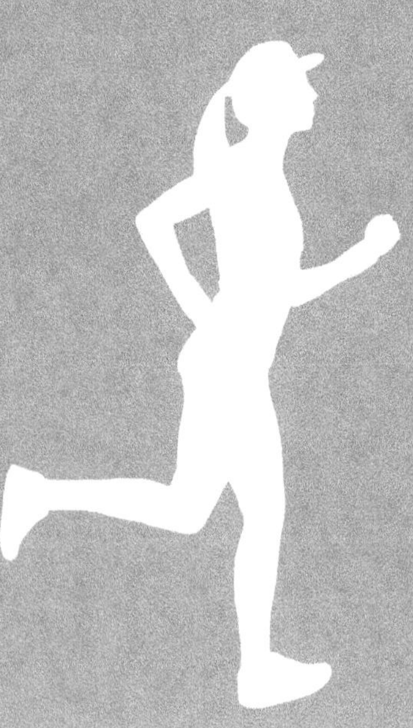

Cours vers ton objectif
AUJOURD'HUI!
Rappelle-toi qu'il n'y a pas
de CHANGEMENT s'il n'y a
pas d'ACTION.

Jour 1

Date _______________

déjeuner

dîner

collations

souper

Exercices

cardio ☐   ☐ force

flexibilité ☐   ☐ repos

zZzz

Jour 2

Date ___________

déjeuner

dîner

collations

souper

Jour 3

déjeuner

dîner

collations

souper

Exercices

cardio ☐ ☐ force

flexibilité ☐ ☐ repos

Jour 4

déjeuner

dîner

collations

souper

Exercices

cardio ☐ ☐ force

flexibilité ☐ ☐ repos

Jour 5

Date ___________________

déjeuner

dîner

collations

souper

Jour 6

Date _______________________

déjeuner

dîner

collations

souper

Jour 7

Date ______________

déjeuner

dîner

collations

souper

Exercices

cardio ☐ ☐ force

flexibilité ☐ ☐ repos

zZzz

Semaine 1 complétée !

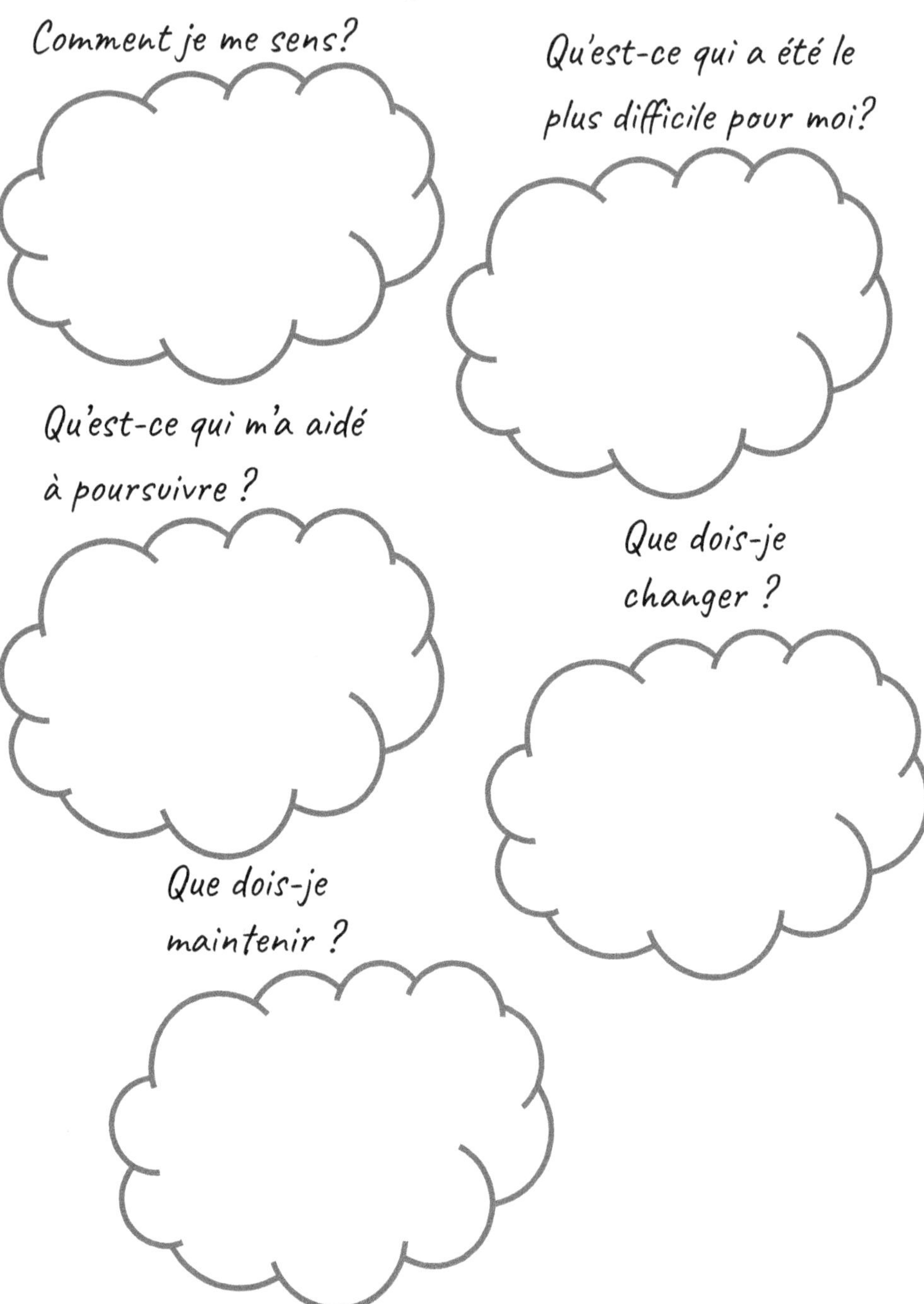

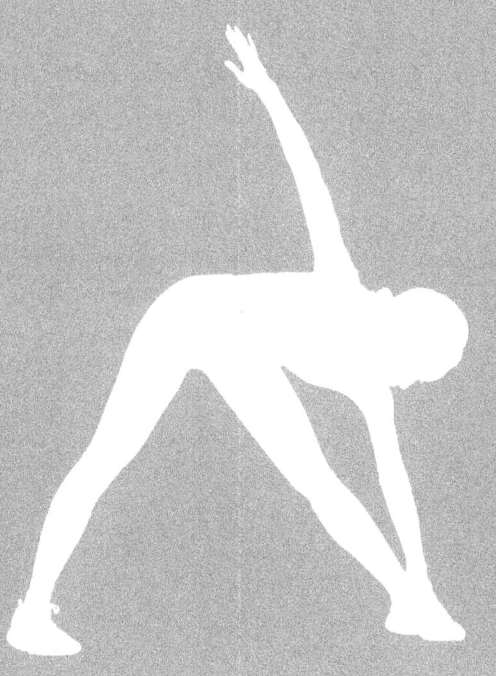

Quand tu as envie de
LAISSER TOMBER,
pense à la RAISON pour
laquelle tu as COMMENCÉ

Semaine Deux

Comment te sens-tu physiquement ?

Comment te sens-tu mentalement ?

Tes BUTS pour la semaine

Jour 8

Date ___________________

déjeuner

dîner

collations

souper

Jour 9

Date ______________

déjeuner

dîner

collations

souper

Jour 10

déjeuner

dîner

collations

souper

Exercices

cardio ☐　　☐ force

flexibilité ☐　　☐ repos

zZzz

Jour 11

Date _______________

déjeuner

dîner

collations

souper

Jour 12

Date _______________

déjeuner

dîner

collations

souper

Jour 13

Date _______________

déjeuner

dîner

collations

souper

Jour 14

Date ___________________

déjeuner

dîner

collations

souper

Exercices

cardio ☐   ☐ force

flexibilité ☐   ☐ repos

zZzz

Semaine 2 complétée !

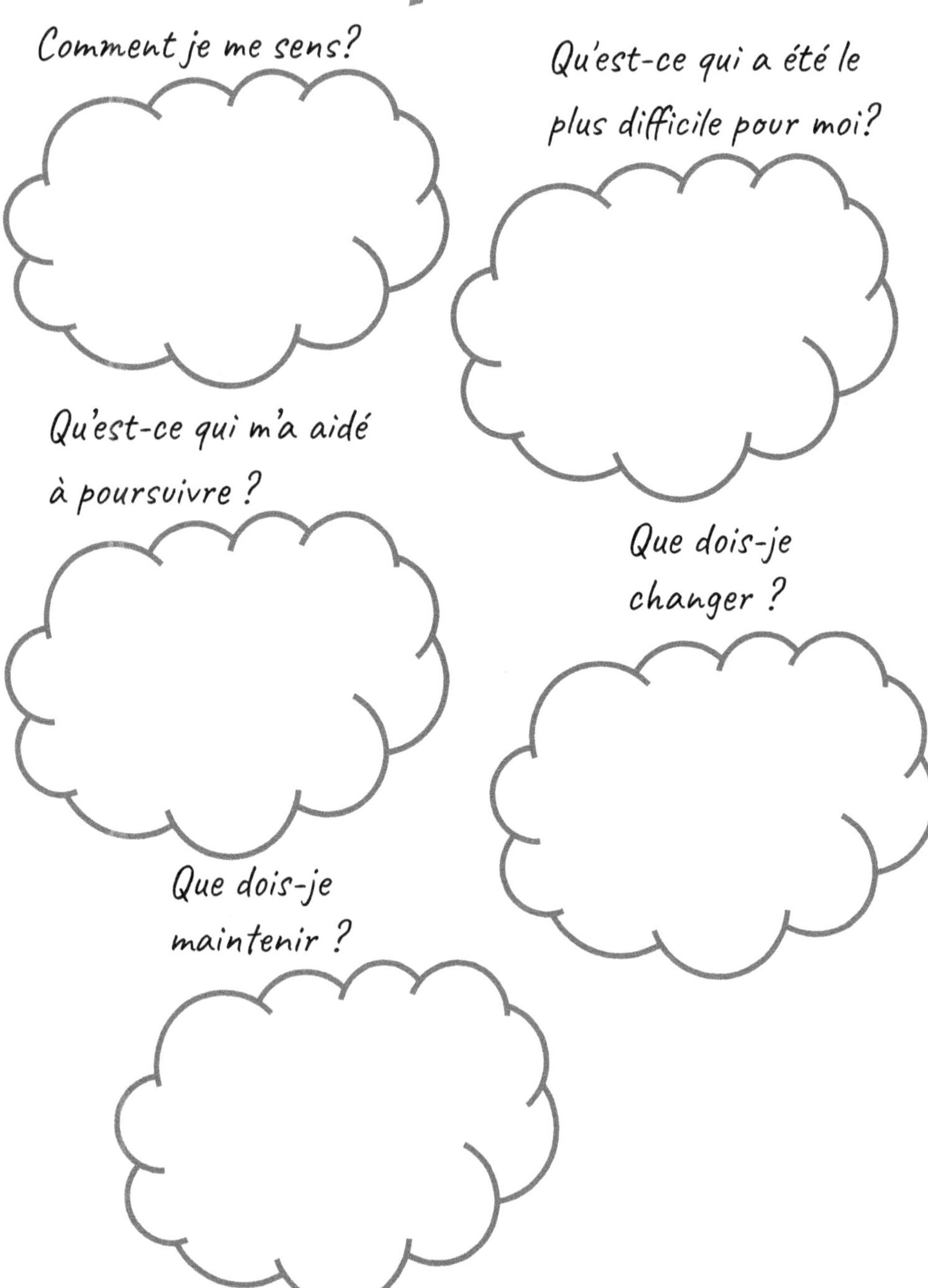

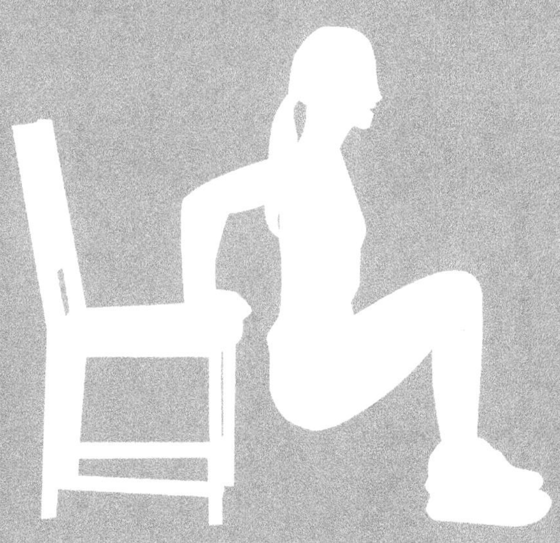

Tu n'y es peut-être pas ENCORE.
Mais tu es PLUS PRÈS de ton but qu'HIER

Semaine Trois

Comment te sens-tu physiquement ?

Comment te sens-tu mentalement ?

Tes BUTS pour la semaine

Jour 15

Date _______________

déjeuner

dîner

collations

souper

Exercices

cardio ☐   ☐ force

flexibilité ☐   ☐ repos

Jour 16

Date ______________________

déjeuner

dîner

collations

souper

Exercices

cardio ☐   ☐ force

flexibilité ☐   ☐ repos

zZzz

Jour 17

Date ___________________

déjeuner

dîner

collations

souper

Exercices

cardio ☐ ☐ force

flexibilité ☐ ☐ repos

zZzz

Jour 18

Date ______________________

déjeuner

dîner

collations

souper

Exercices

cardio ☐   ☐ force

flexibilité ☐   ☐ repos

Jour 19

déjeuner

dîner

collations

souper

Exercices

cardio ☐ ☐ force

flexibilité ☐ ☐ repos

Jour 20

Date ______________________

déjeuner

dîner

collations

souper

Exercices

cardio ☐ ☐ force

flexibilité ☐ ☐ repos

Jour 21

Date _______________

déjeuner

dîner

collations

souper

Semaine 3 complétée !

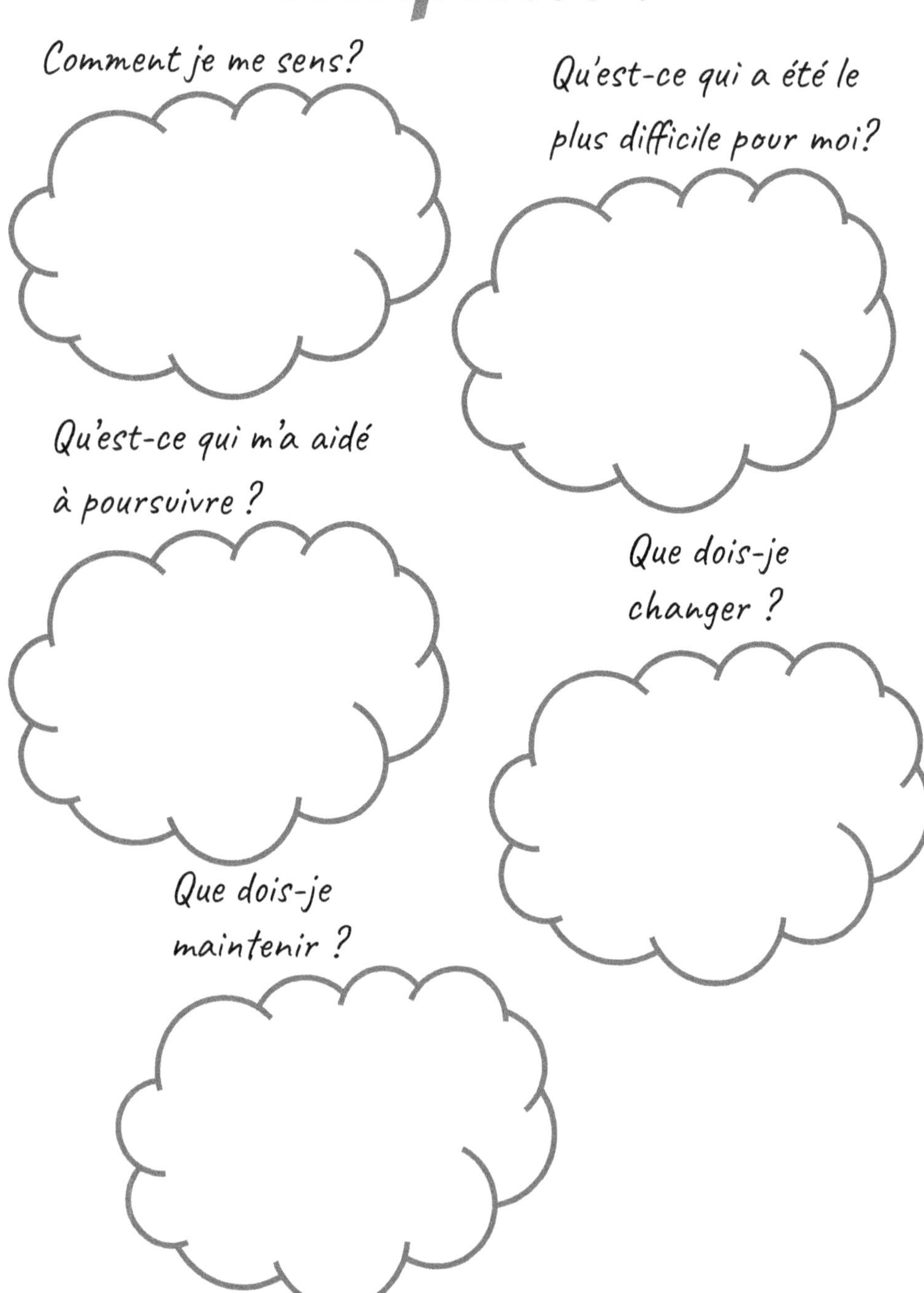

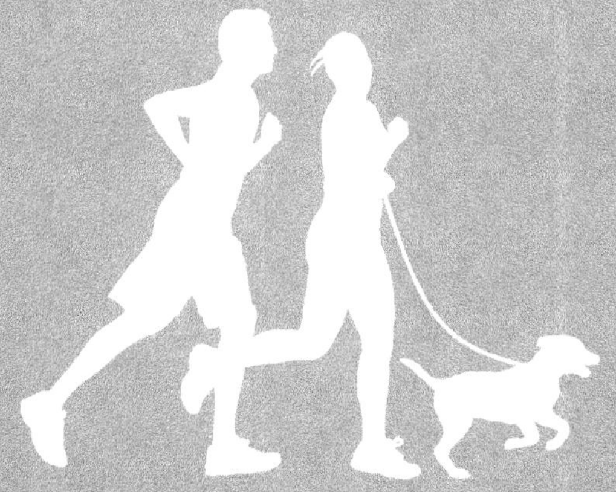

Le SUCCÈS ne vient pas
de ce que tu fais
OCCASIONNELLEMENT,
il vient de ce que tu fais
RÉGULIÈREMENT

Semaine Quatre

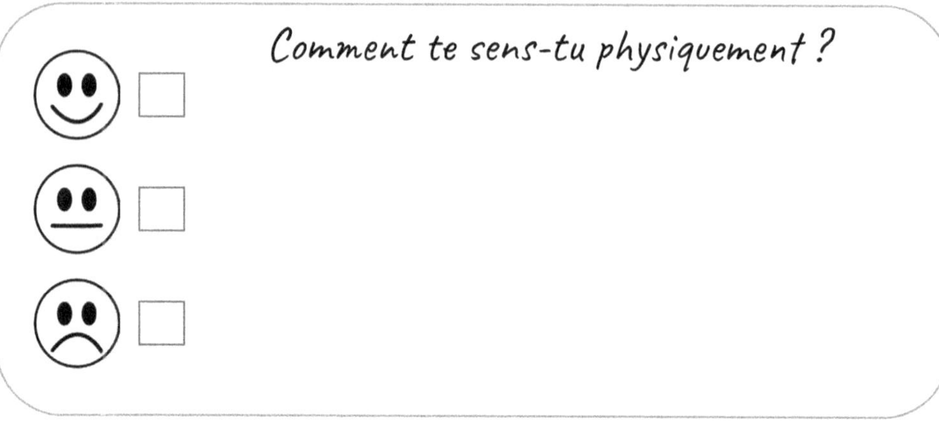

Comment te sens-tu physiquement ?

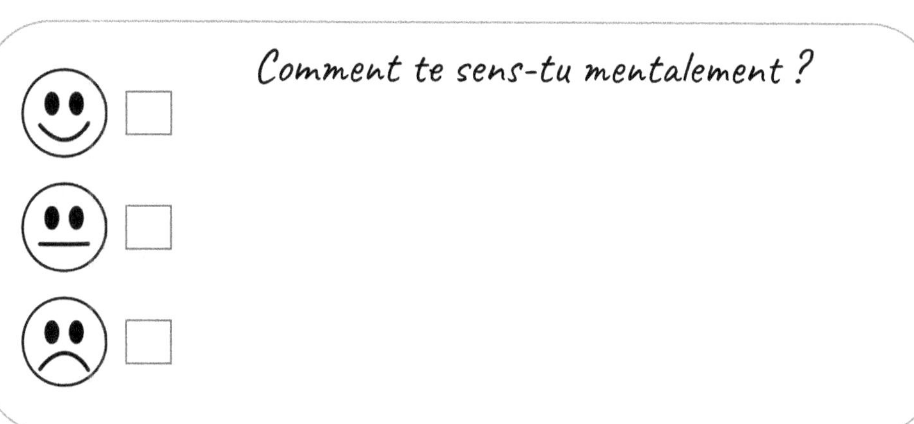

Comment te sens-tu mentalement ?

Tes BUTS pour la semaine

Jour 22

Date ______________

déjeuner

dîner

collations

souper

Jour 23

Date __________________

déjeuner

dîner

collations

souper

Exercices

cardio ☐ ☐ force

flexibilité ☐ ☐ repos

zZzz

Jour 24

Date _______________

déjeuner   *dîner*

collations   *souper*

Jour 25

Date _______________

déjeuner

dîner

collations

souper

Jour 26

Jour 27

Date _______________

déjeuner

dîner

collations

souper

Exercices

cardio ☐ ☐ force

flexibilité ☐ ☐ repos

Jour 28

Date _______________

déjeuner

dîner

collations

souper

Semaine 4 complétée !

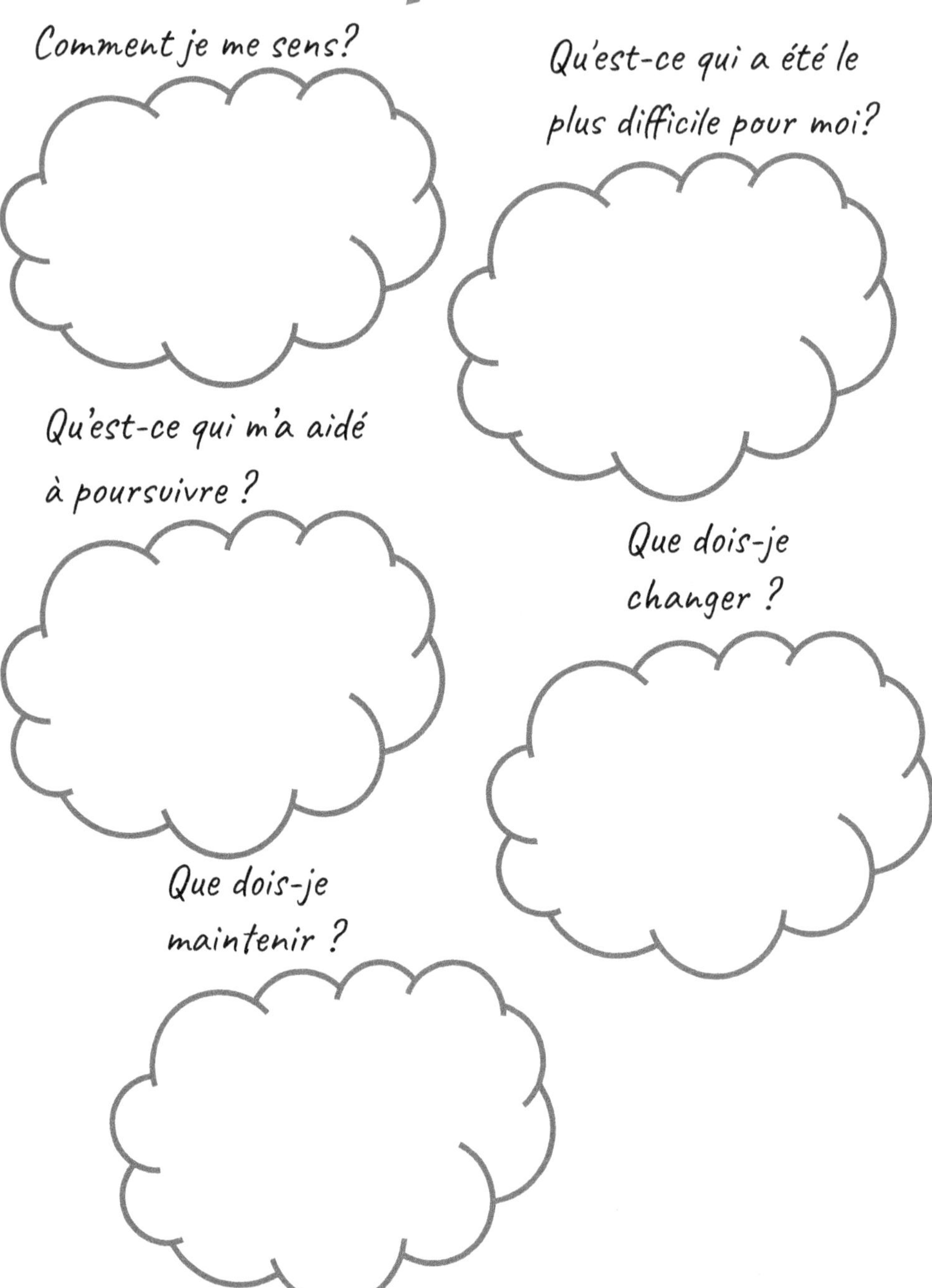

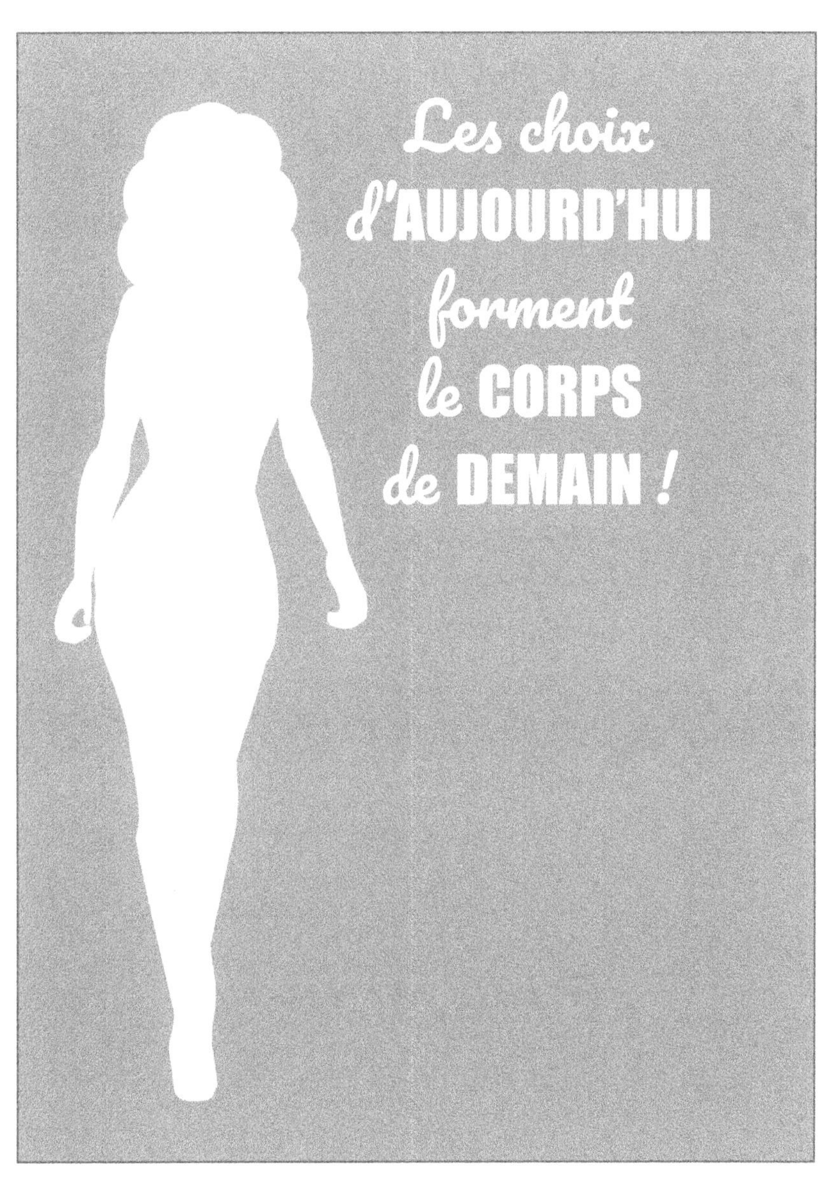

Les choix
d'AUJOURD'HUI
forment
le CORPS
de DEMAIN !

Semaine Cinq

Comment te sens-tu physiquement ?

Comment te sens-tu mentalement ?

Tes BUTS pour la semaine

Jour 29

Date _______________

déjeuner

dîner

collations

souper

Jour 30

Date _______________

déjeuner

dîner

collations

souper

Exercices

cardio ☐   ☐ force

flexibilité ☐   ☐ repos

zZzz

Jour 31

Date _______________

déjeuner

dîner

collations

souper

Jour 32

Date _______________

déjeuner

dîner

collations

souper

Exercices

cardio ☐   ☐ force

flexibilité ☐   ☐ repos

zZzz

Jour 33

Date _______________

déjeuner

dîner

collations

souper

Exercices

cardio ☐ ☐ force

flexibilité ☐ ☐ repos

Jour 34

Date _______________

déjeuner

dîner

collations

souper

Jour 35

Date ______________________

déjeuner

dîner

collations

souper

Semaine 5 complétée !

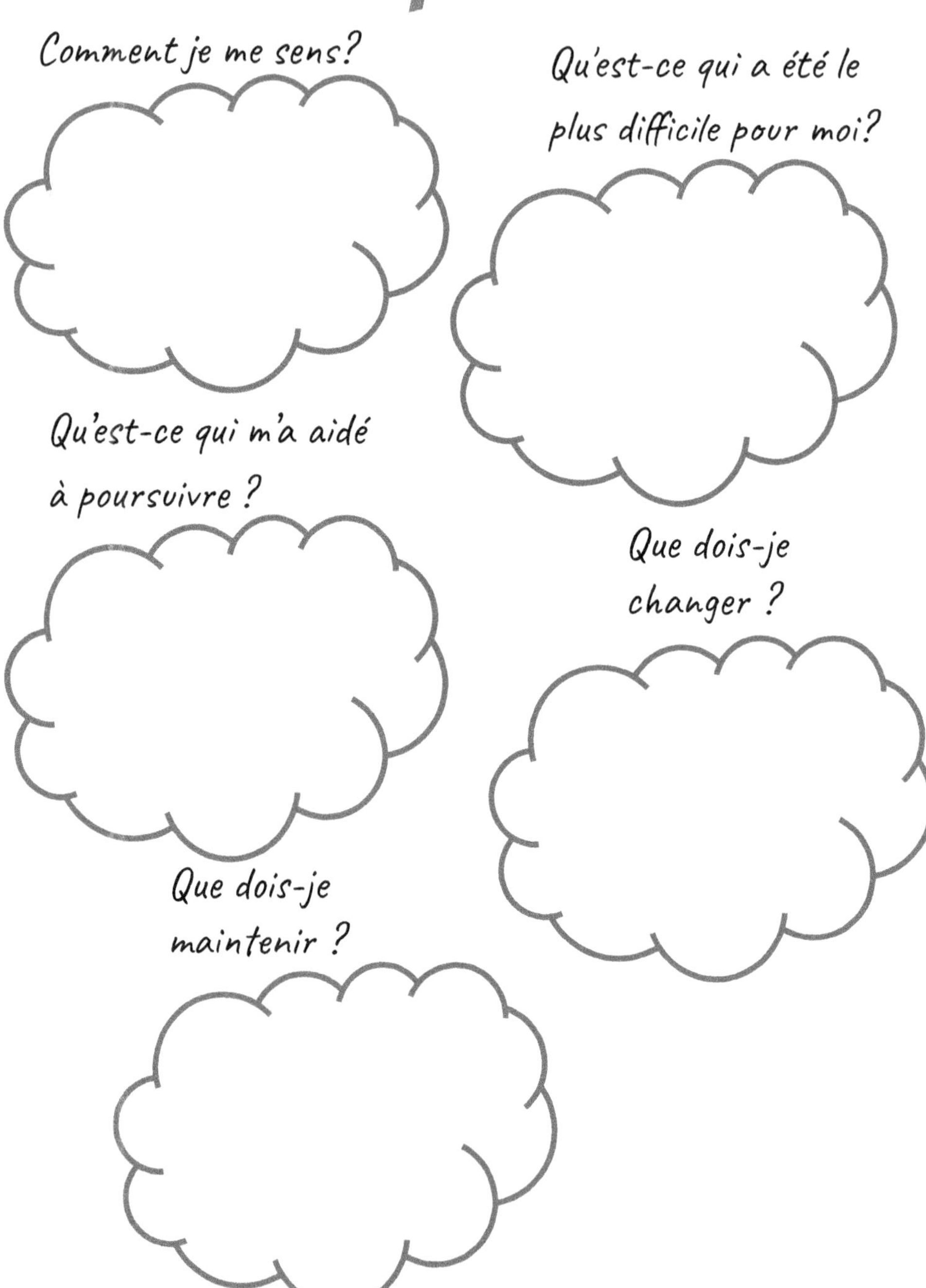

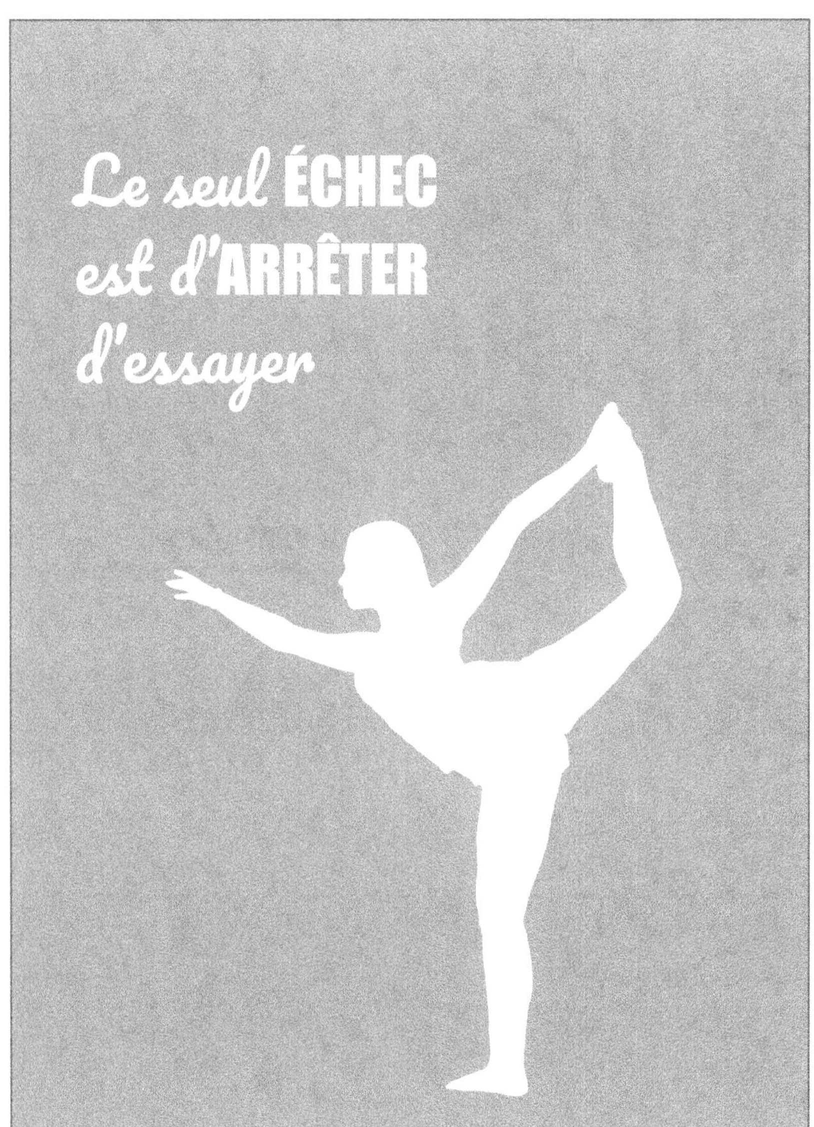

Le seul ÉCHEC
est d'ARRÊTER
d'essayer

Semaine Six

Comment te sens-tu physiquement ?

Comment te sens-tu mentalement ?

Tes BUTS pour la semaine

Jour 36

Date ___________

déjeuner

dîner

collations

souper

Exercices

cardio ☐   ☐ force

flexibilité ☐   ☐ repos

Jour 37

Date _______________

déjeuner

dîner

collations

souper

Exercices

cardio ☐   ☐ force

flexibilité ☐   ☐ repos

Jour 38

Date _______________

déjeuner

dîner

collations

souper

Exercices

cardio ☐ ☐ force

flexibilité ☐ ☐ repos

Jour 39

Date ______________________

déjeuner

dîner

collations

souper

Exercices

cardio ☐ ☐ force

flexibilité ☐ ☐ repos

zZzz

Jour 40

déjeuner

dîner

collations

souper

Exercices

cardio ☐   ☐ force

flexibilité ☐   ☐ repos

zZzz

Jour 41

Date _______________

déjeuner

dîner

collations

souper

Jour 42

Date _______________

déjeuner

dîner

collations

souper

Exercices

cardio ☐   ☐ force

flexibilité ☐   ☐ repos

Semaine 6 complétée !

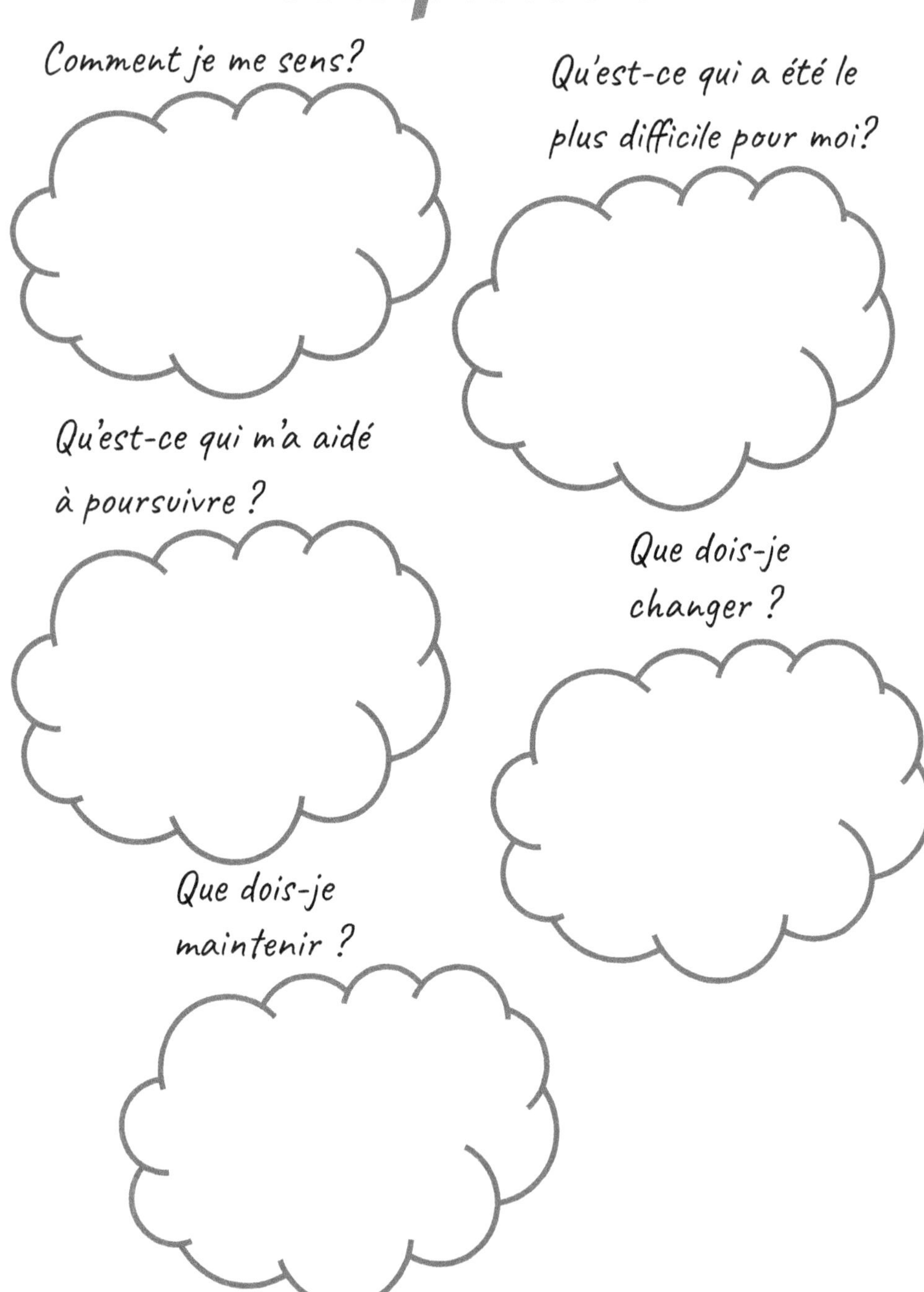

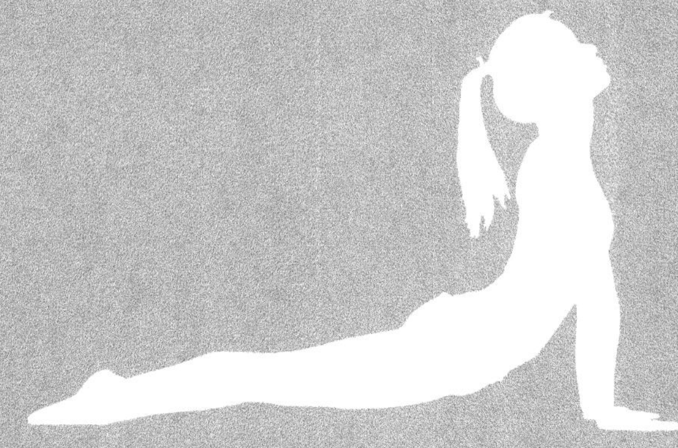
PERSÉVÈRE !
Bientôt tu
récolteras le FRUIT
de tes EFFORTS

Semaine Sept

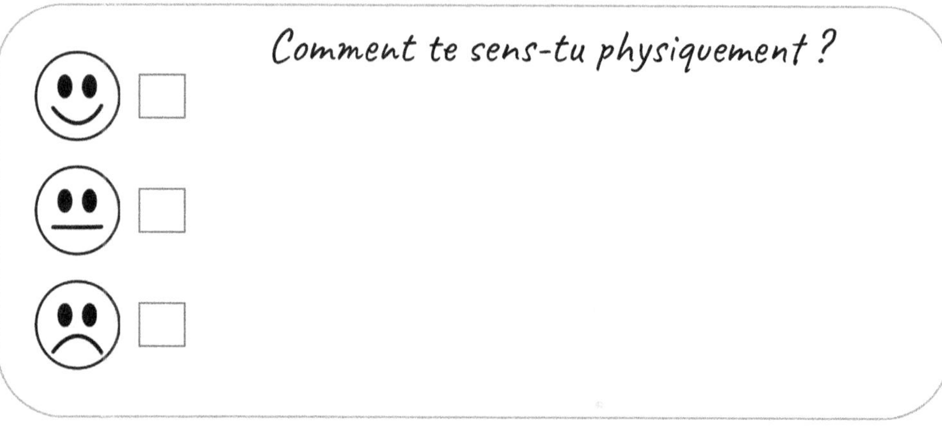

Comment te sens-tu physiquement ?

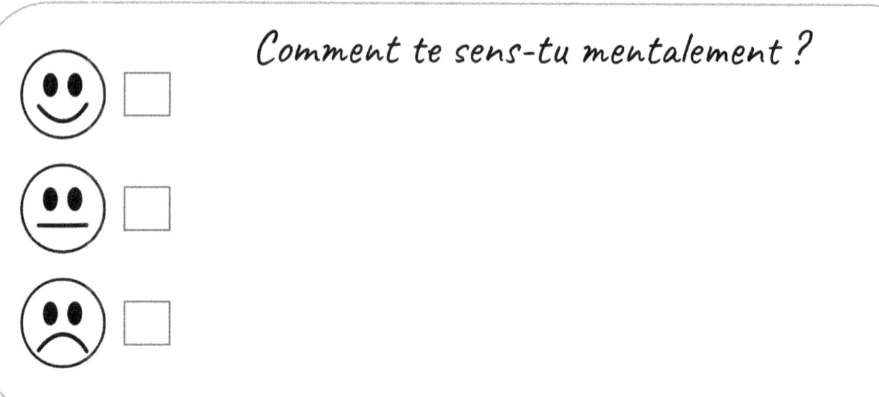

Comment te sens-tu mentalement ?

Tes BUTS pour la semaine

Jour 43

Date _______________

déjeuner

dîner

collations

souper

Jour 44

Date ______________________

déjeuner   dîner

collations   souper

Exercices

cardio ☐   ☐ force

flexibilité ☐   ☐ repos

zZzz

Jour 45

Date ___________________

déjeuner

dîner

collations

souper

Jour 46

déjeuner

dîner

collations

souper

Exercices

cardio ☐   ☐ force

flexibilité ☐   ☐ repos

zZzz

Jour 47

Date ___________________

déjeuner   dîner

collations   souper

Exercices

cardio ☐   ☐ force

flexibilité ☐   ☐ repos

zZzz

Jour 48

Date _______________

déjeuner

dîner

collations

souper

Jour 49

Date _______________

déjeuner

dîner

collations

souper

Semaine 7 complétée !

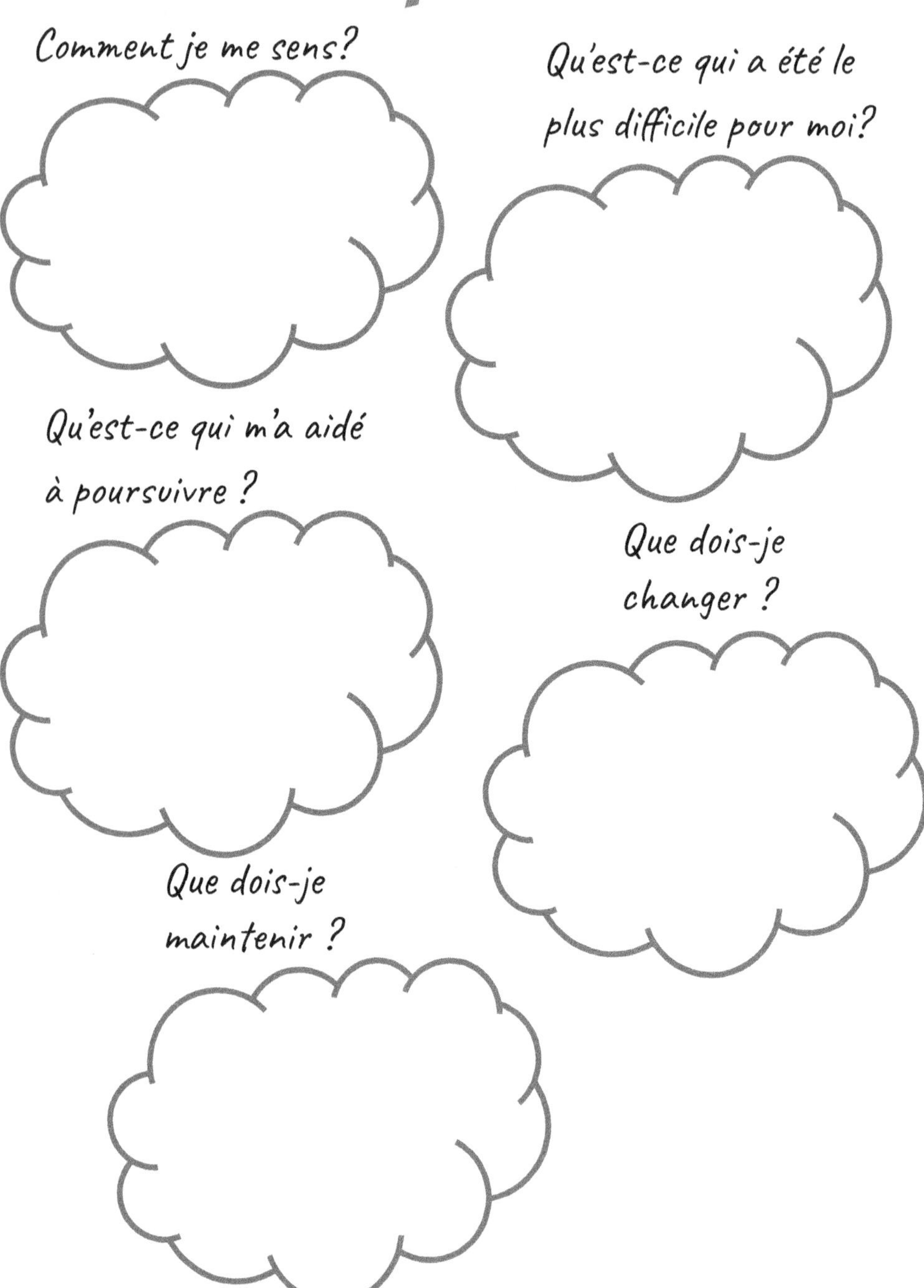

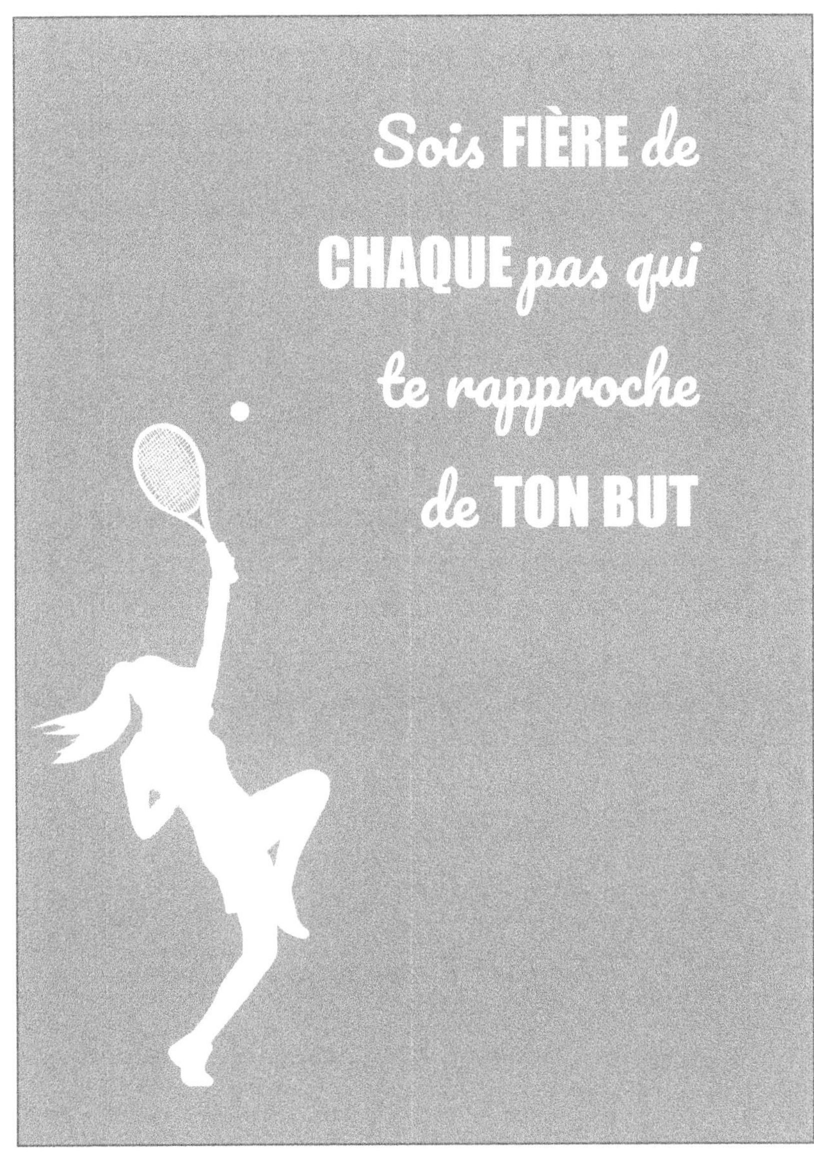
Sois FIÈRE de
CHAQUE pas qui
te rapproche
de TON BUT

Semaine Huit

Comment te sens-tu physiquement ?

Comment te sens-tu mentalement ?

Tes BUTS pour la semaine

Jour 50

Date _______________

déjeuner

dîner

collations

souper

Exercices

cardio ☐ ☐ force

flexibilité ☐ ☐ repos

zZzz

Jour 51

Date ___________

déjeuner

dîner

collations

souper

Jour 52

Date _______________

déjeuner

dîner

collations

souper

Exercices

cardio ☐   ☐ force

flexibilité ☐   ☐ repos

zZzz

Jour 53

Date ___________________

déjeuner

dîner

collations

souper

Jour 54

Date _______________

déjeuner

dîner

collations

souper

Exercices

cardio ☐   ☐ force

flexibilité ☐   ☐ repos

zZzz

Jour 55

Date _______________

déjeuner

dîner

collations

souper

Exercices

cardio ☐ ☐ force

flexibilité ☐ ☐ repos

zZzz

Jour 56

déjeuner

dîner

collations

souper

Exercices

cardio ☐ ☐ force

flexibilité ☐ ☐ repos

zZzz

Semaine 8 complétée !

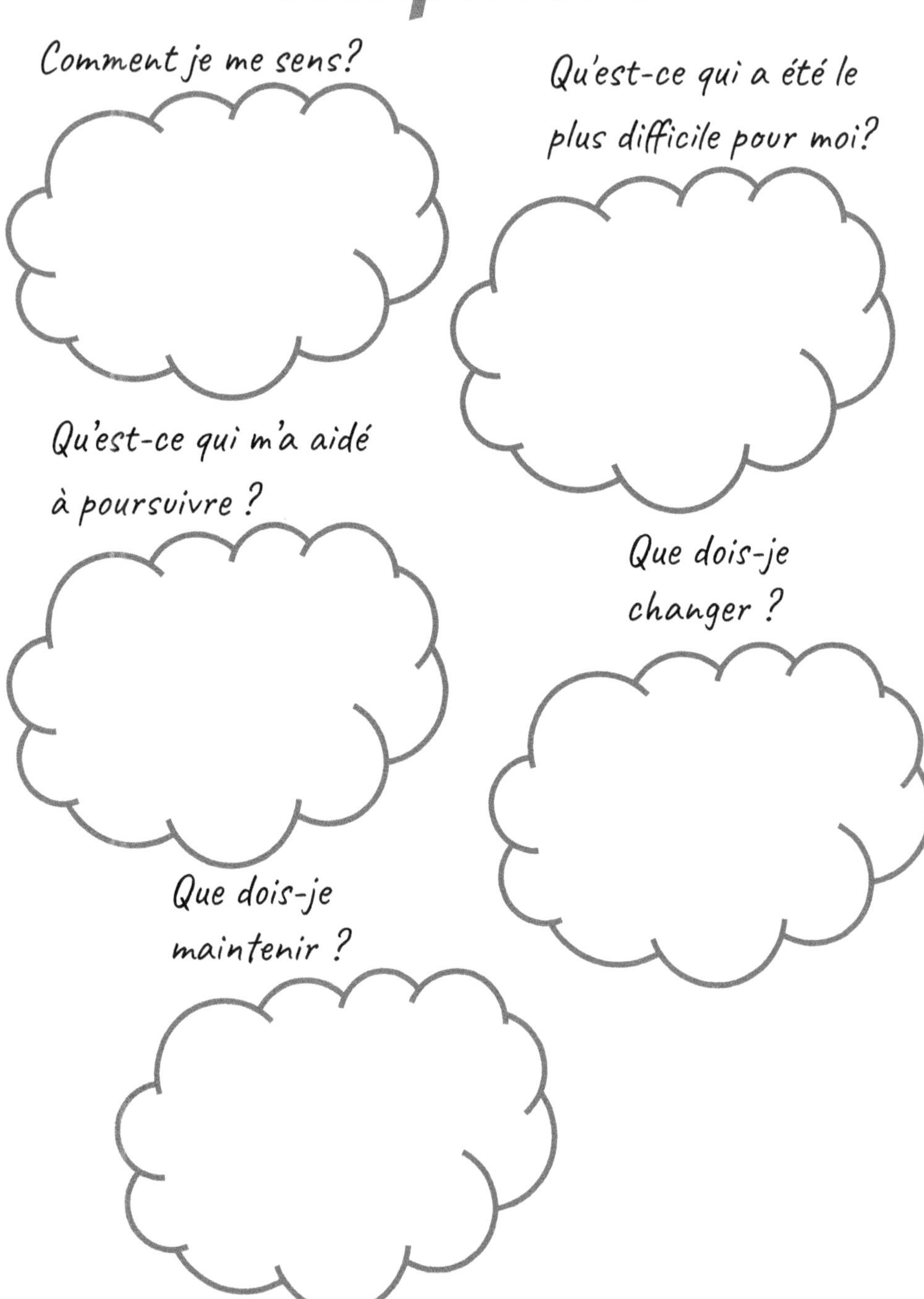

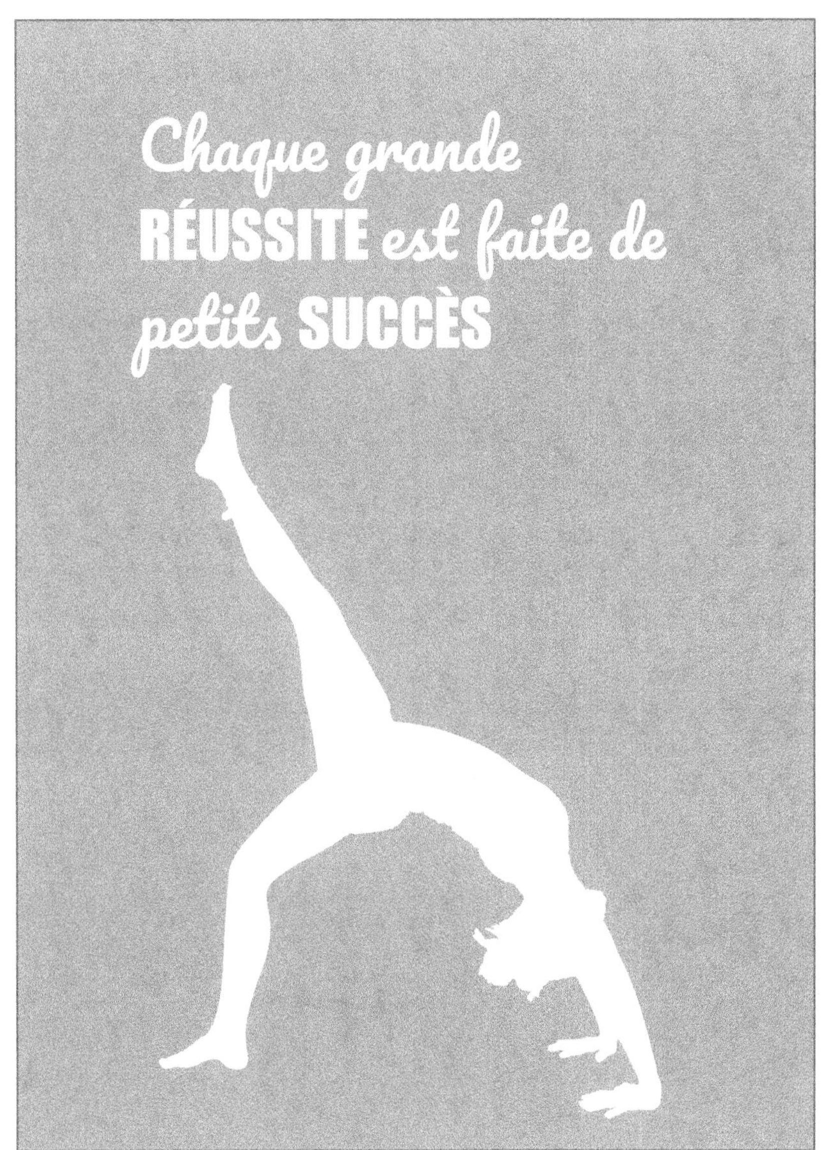
Chaque grande
RÉUSSITE est faite de
petits SUCCÈS

Semaine Neuf

Comment te sens-tu physiquement ?

Comment te sens-tu mentalement ?

Tes BUTS pour la semaine

Jour 57

Date _______________

déjeuner

dîner

collations

souper

Exercices

cardio ☐   ☐ force

flexibilité ☐   ☐ repos

Jour 58

Date ______________________

déjeuner

dîner

collations

souper

Jour 59

Date ___________________

déjeuner

dîner

collations

souper

Exercices

cardio ☐ ☐ force

flexibilité ☐ ☐ repos

Jour 60

Date ___________________

déjeuner

dîner

collations

souper

Exercices

cardio ☐　　☐ force

flexibilité ☐　　☐ repos

Jour 61

déjeuner

dîner

collations

souper

Exercices

cardio ☐   ☐ force

flexibilité ☐   ☐ repos

zZzz

Jour 62

Date ______________________

déjeuner   *dîner*

collations   *souper*

Exercices

cardio ☐   ☐ force

flexibilité ☐   ☐ repos

zZzz

Jour 63

déjeuner

dîner

collations

souper

Exercices

cardio ☐ ☐ force

flexibilité ☐ ☐ repos

zZzz

Semaine 9 complétée !

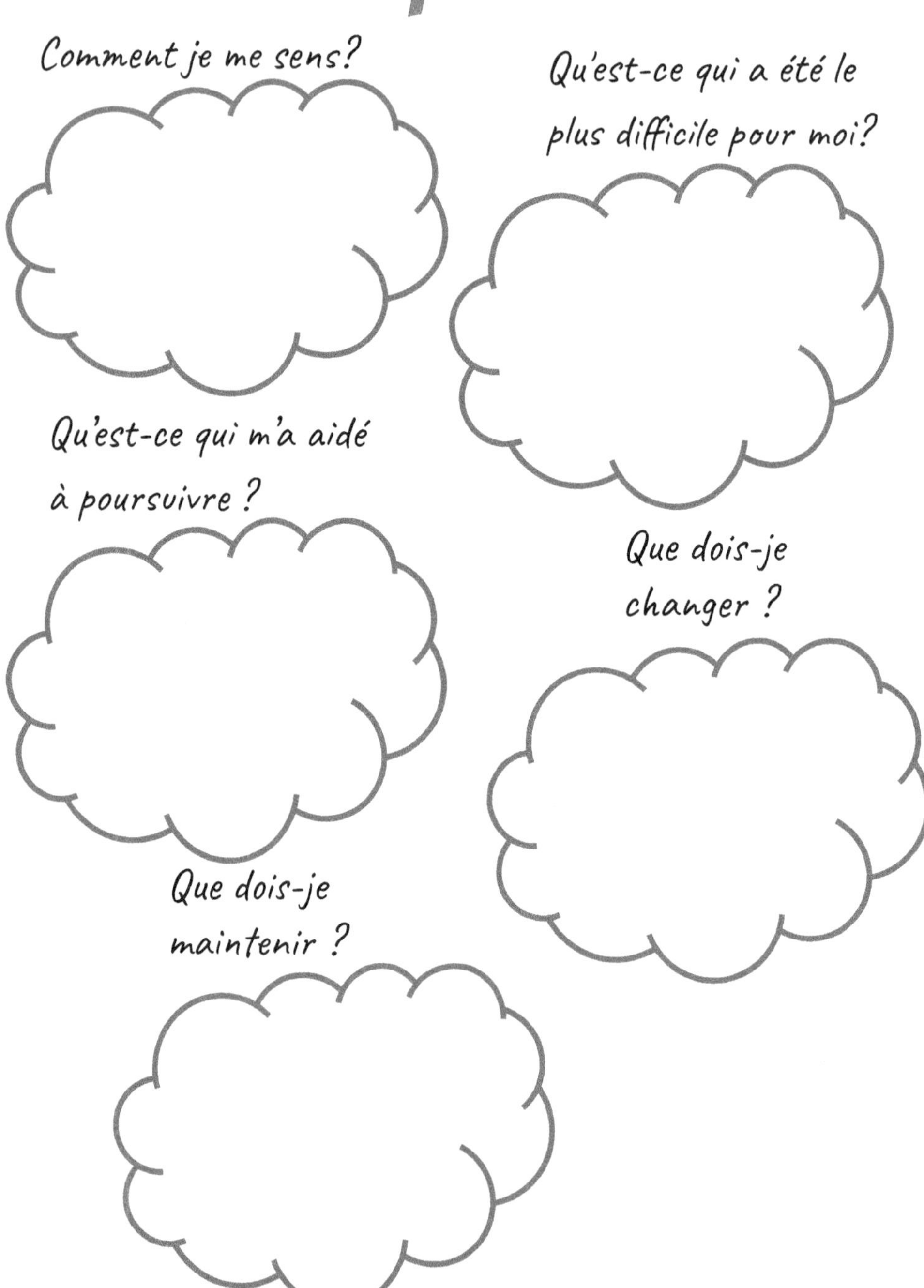

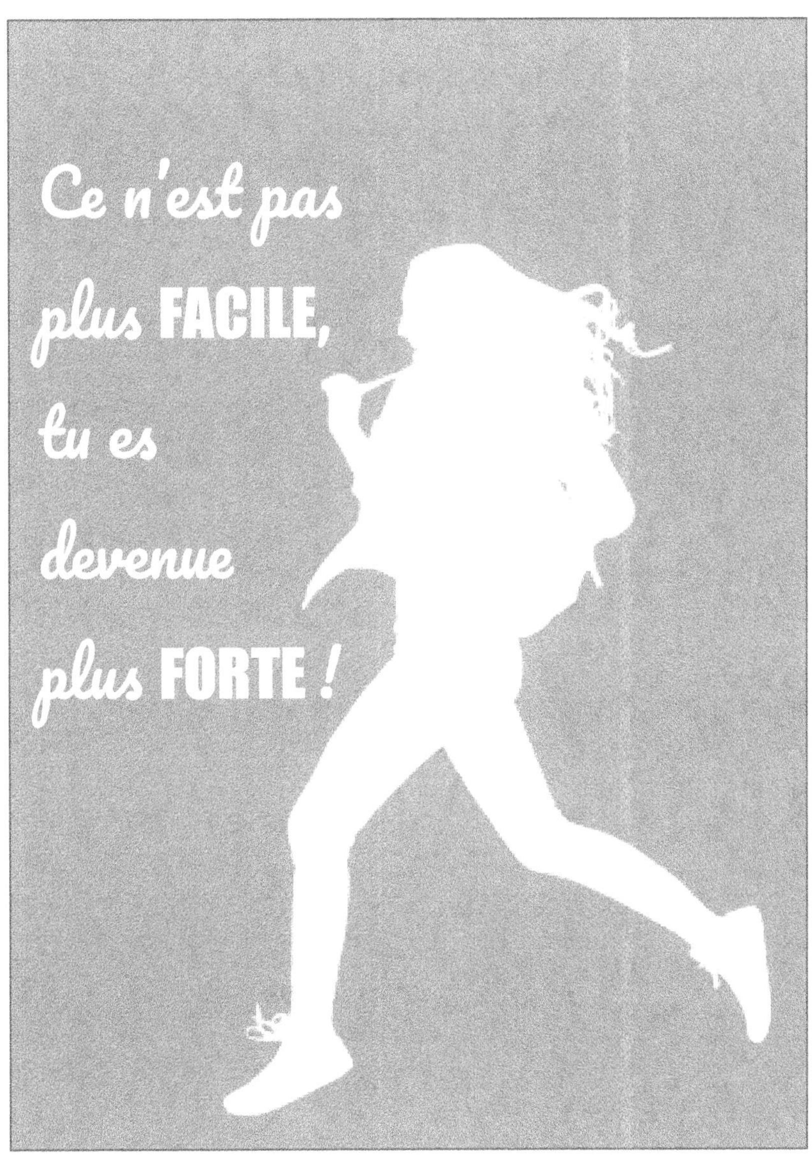
Ce n'est pas
plus FACILE,
tu es
devenue
plus FORTE !

Semaine Dix

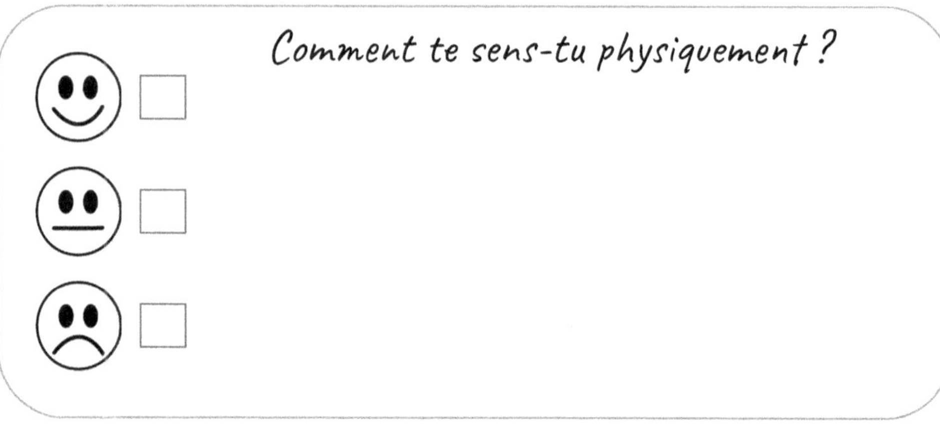

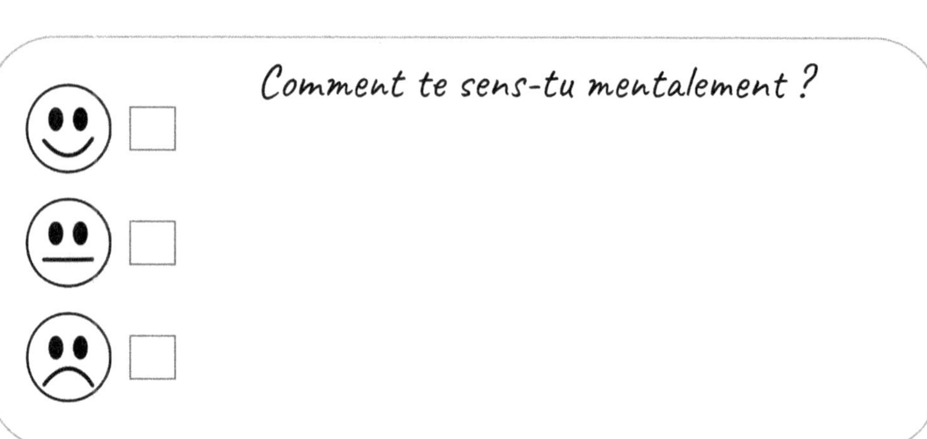

Tes BUTS pour la semaine

Jour 64

déjeuner

dîner

collations

souper

Exercices

cardio ☐ ☐ force

flexibilité ☐ ☐ repos

zZzz

Jour 65

Date _______________

déjeuner

dîner

collations

souper

Exercices

cardio ☐ ☐ force

flexibilité ☐ ☐ repos

Jour 66

déjeuner

dîner

collations

souper

Exercices

cardio ☐   ☐ force

flexibilité ☐   ☐ repos

zZzz

Jour 67

déjeuner

dîner

collations

souper

Exercices

cardio ☐ ☐ force

flexibilité ☐ ☐ repos

zZzz

Jour 68

Date ___________________

déjeuner

dîner

collations

souper

Exercices

cardio ☐   ☐ force

flexibilité ☐   ☐ repos

Jour 69

déjeuner

dîner

collations

souper

Exercices

cardio ☐ ☐ force

flexibilité ☐ ☐ repos

zZzz

Jour 70

Date ___________________

déjeuner

dîner

collations

souper

Exercices

cardio ☐ ☐ force

flexibilité ☐ ☐ repos

zZzz

Semaine 10 complétée !

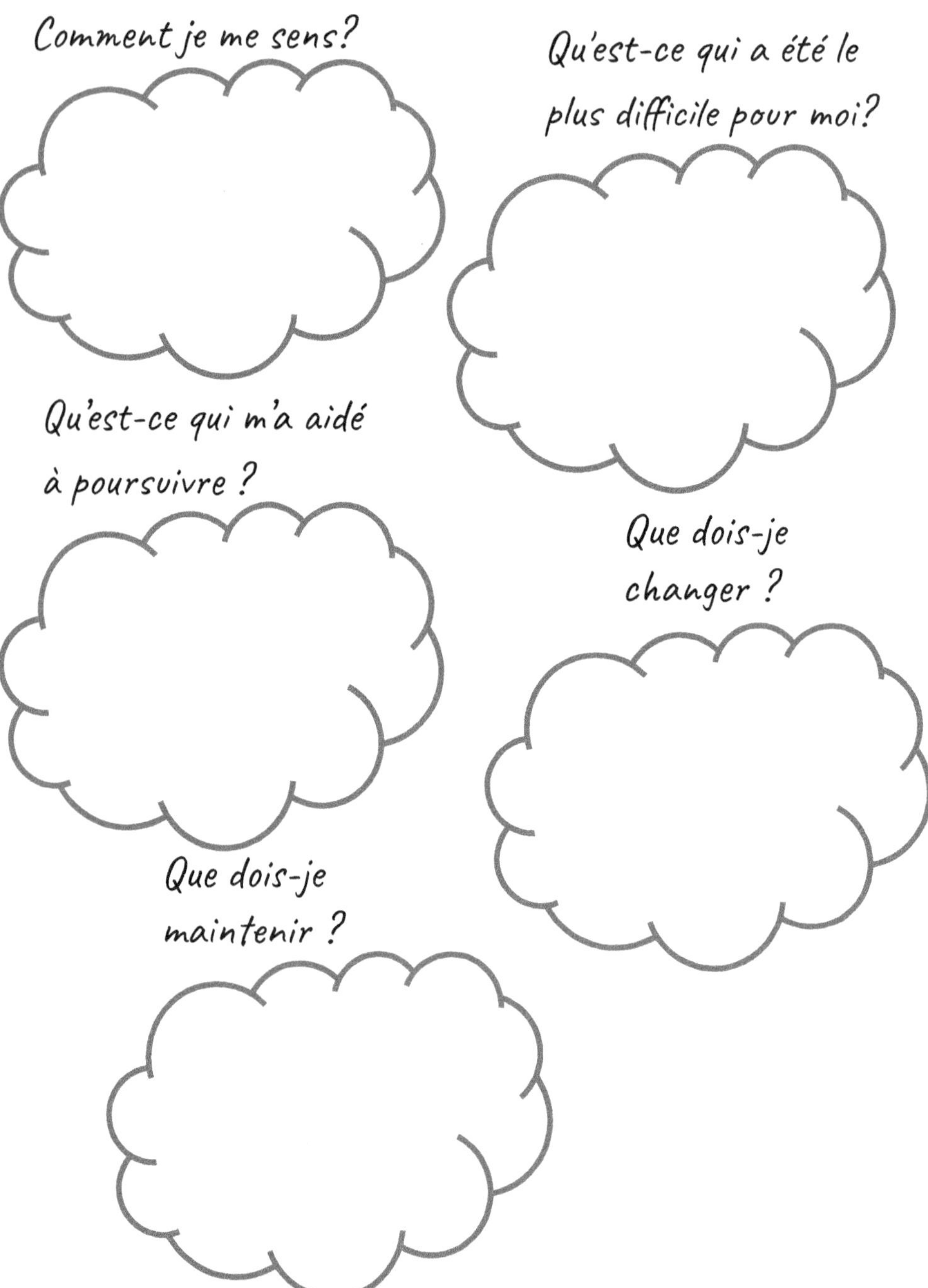

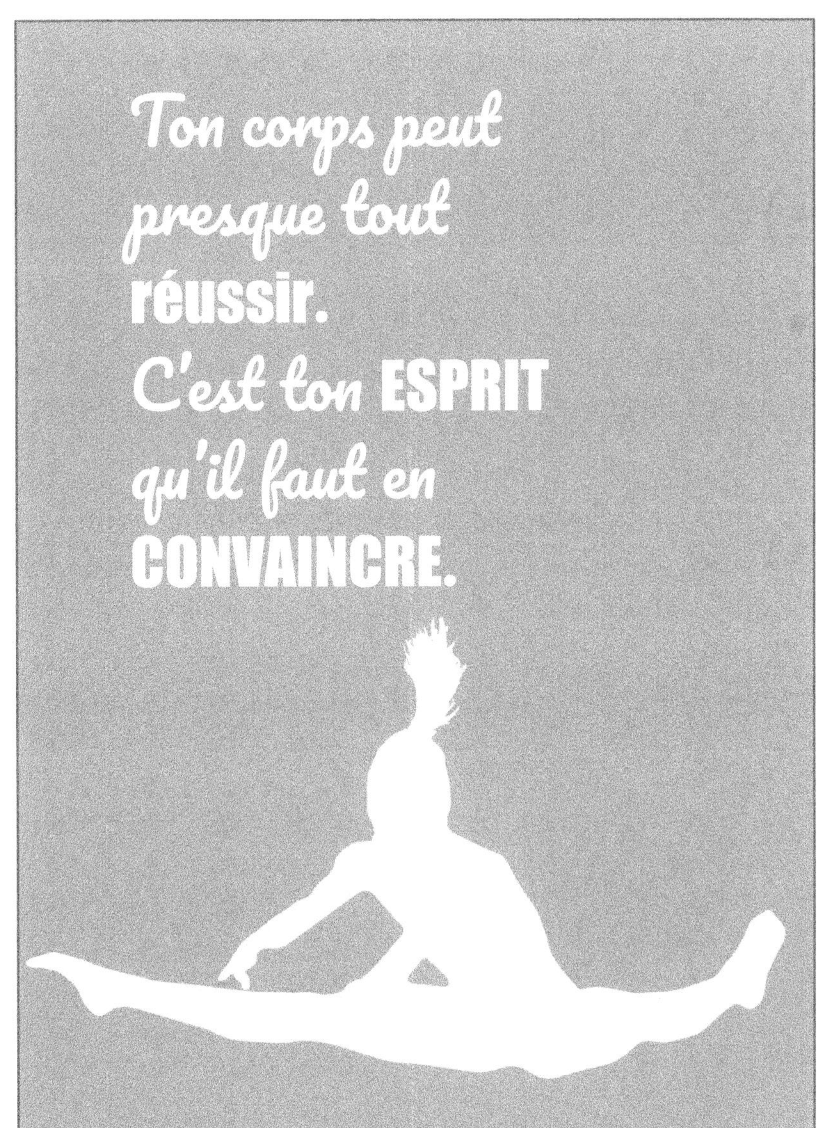

Ton corps peut presque tout réussir.
C'est ton ESPRIT qu'il faut en CONVAINCRE.

Semaine Onze

Comment te sens-tu physiquement ?

Comment te sens-tu mentalement ?

Tes BUTS pour la semaine

Jour 71

Date

déjeuner

dîner

collations

souper

Jour 72

Date _______________

déjeuner

dîner

collations

souper

Exercices

cardio ☐   ☐ force

flexibilité ☐   ☐ repos

zZzz

Jour 73

Date ___________________

déjeuner

dîner

collations

souper

Jour 74

Date ___________

déjeuner

dîner

collations

souper

Exercices

cardio ☐   ☐ force

flexibilité ☐   ☐ repos

Jour 75

Date _______________

déjeuner

dîner

collations

souper

Exercices

cardio ☐ ☐ force

flexibilité ☐ ☐ repos

zZzz

Jour 76

Date ___________________

déjeuner

dîner

collations

souper

Jour 77

Date ___________________

déjeuner

dîner

collations

souper

Exercices

cardio ☐ ☐ force

flexibilité ☐ ☐ repos

Semaine 11 complétée !

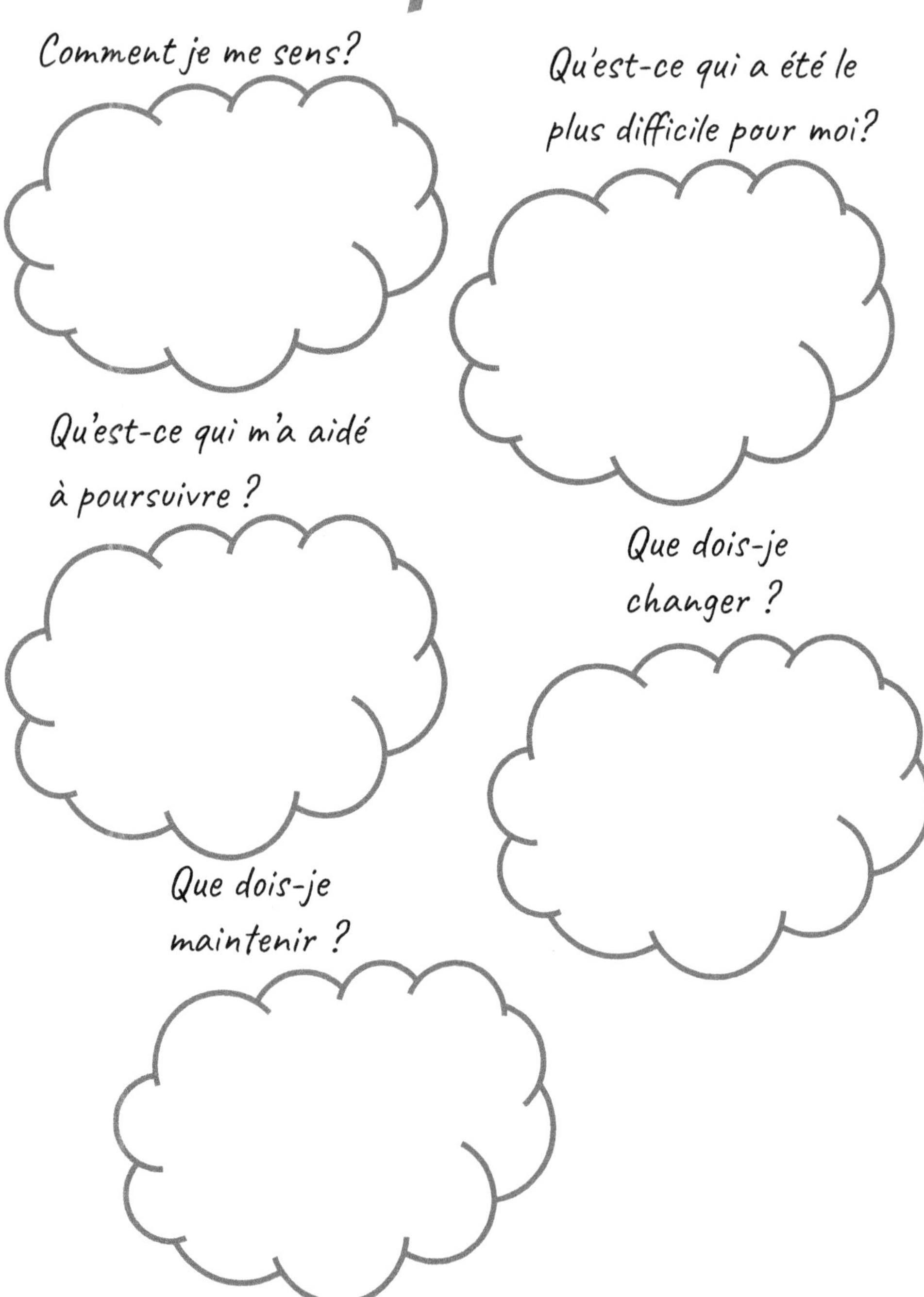

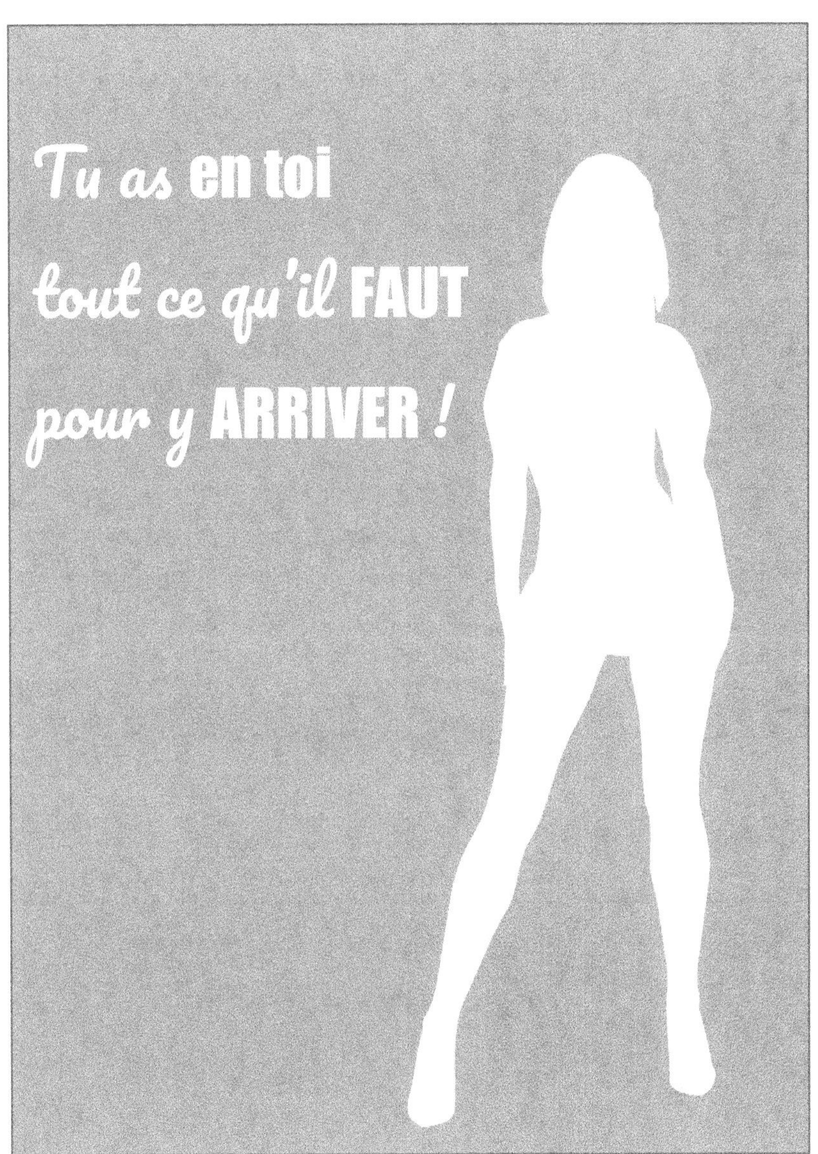

Tu as en toi
tout ce qu'il FAUT
pour y ARRIVER !

Semaine Douze

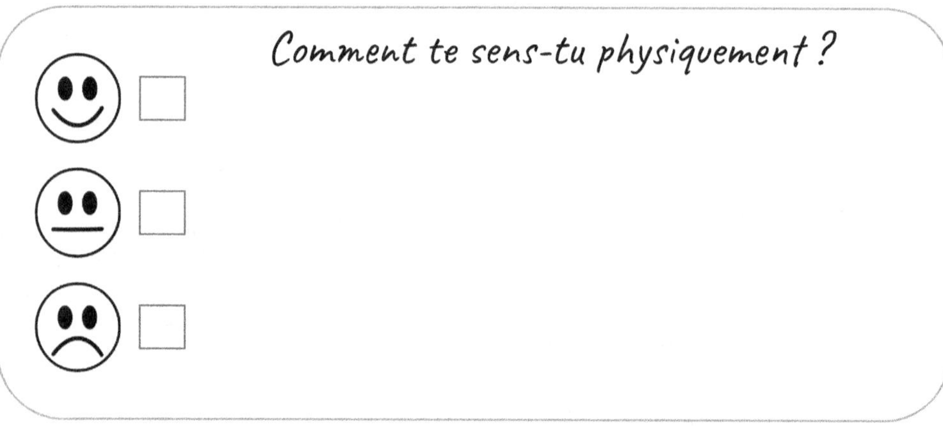

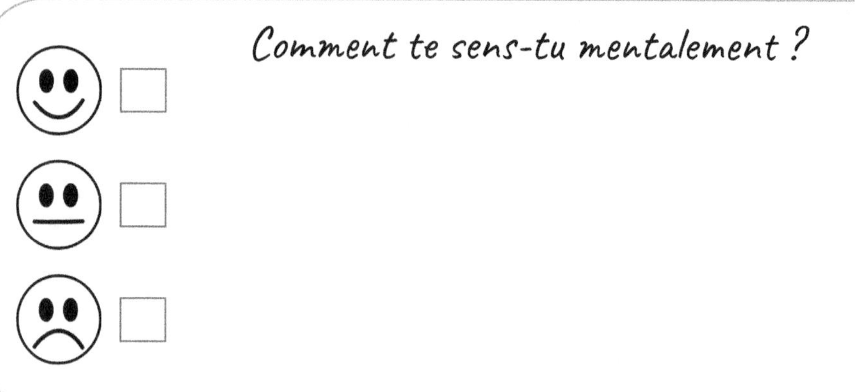

Tes BUTS pour la semaine

Jour 78

Date ___________________

déjeuner

dîner

collations

souper

Jour 79

Date ___________________

déjeuner

dîner

collations

souper

Exercices

cardio ☐ ☐ force

flexibilité ☐ ☐ repos

Jour 80

Date ______________________

déjeuner

dîner

collations

souper

Exercices

cardio ☐   ☐ force

flexibilité ☐   ☐ repos

zZzz

Jour 81

Date _______________

déjeuner

dîner

collations

souper

Jour 82

Date ___________________

déjeuner

dîner

collations

souper

Exercices

cardio ☐   ☐ force

flexibilité ☐   ☐ repos

zZzz

Jour 83

Date ___________

déjeuner

dîner

collations

souper

Jour 84

Date ______________________

déjeuner

dîner

collations

souper

Exercices

cardio ☐ ☐ force

flexibilité ☐ ☐ repos

zZzz

Semaine 12 complétée !

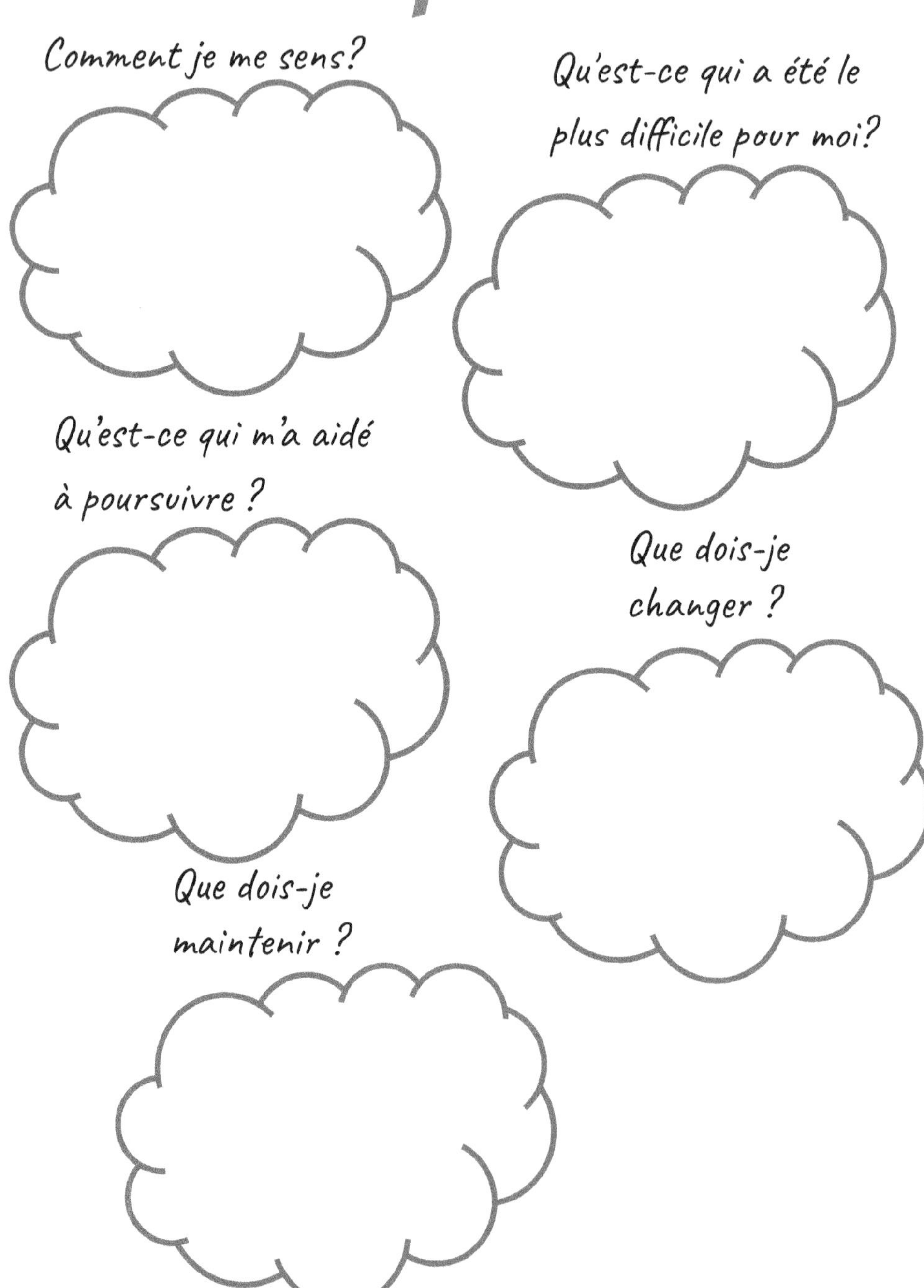

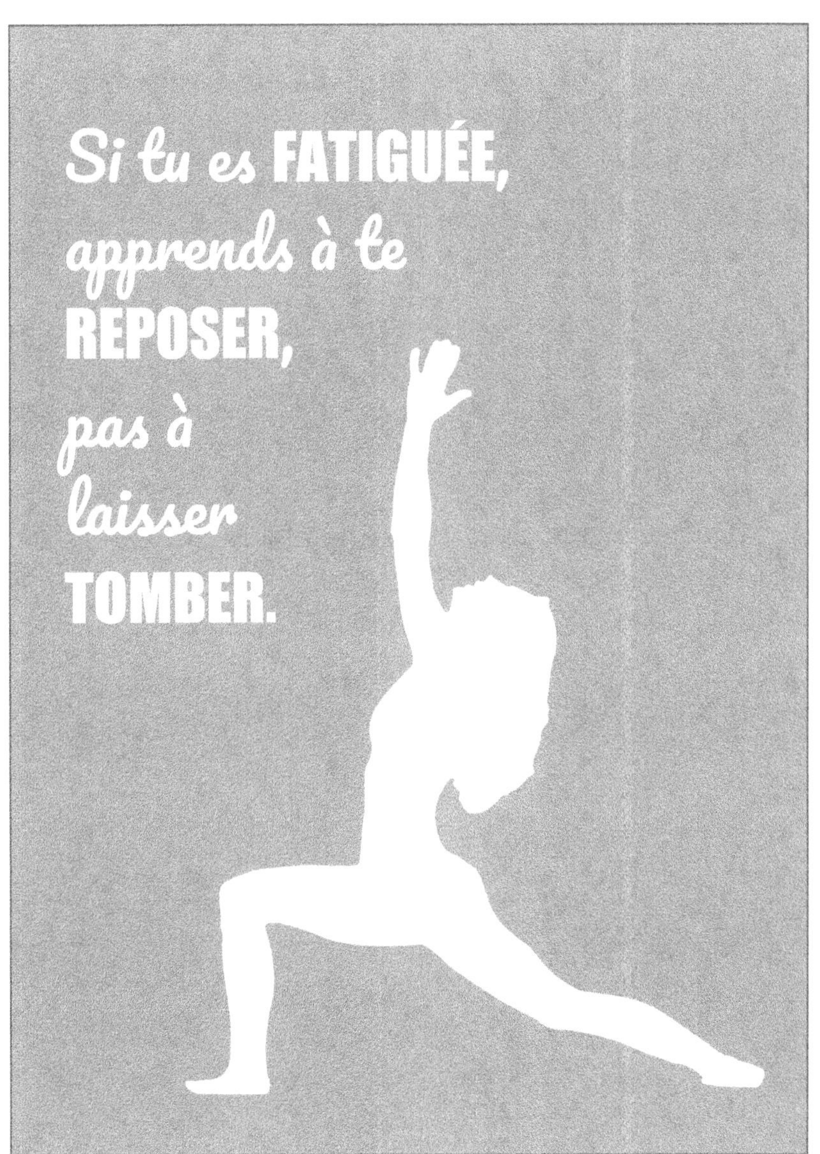

Si tu es FATIGUÉE, apprends à te REPOSER, pas à laisser TOMBER.

Semaine Treize

Comment te sens-tu physiquement ?

Comment te sens-tu mentalement ?

Tes BUTS pour la semaine

Jour 85

déjeuner

dîner

collations

souper

Exercices

cardio ☐   ☐ force

flexibilité ☐   ☐ repos

zZzz

Jour 86

Date _______________

déjeuner

dîner

collations

souper

Jour 87

Date _______________

déjeuner

dîner

collations

souper

Jour 88

Date _______________

déjeuner

dîner

collations

souper

Jour 89

Date _______________

déjeuner

dîner

collations

souper

Exercices

cardio ☐ ☐ force

flexibilité ☐ ☐ repos

zZzz

Jour 90

Date ________________

déjeuner

dîner

collations

souper

Exercices

cardio ☐   ☐ force

flexibilité ☐   ☐ repos

zZzz

Tu as réussi !!

Défi

90 jours

COMPLÉTÉ

Prends un moment pour réfléchir à ton expérience !

Comment je me sens?

Qu'est-ce qui a été le plus difficile pour moi?

Qu'est-ce qui m'a aidé à poursuivre ?

Que puis-je faire pour garder la forme ?

En avant la forme!

Nom ______________ Grandeur ________ Poids ________

Bras: G ________ D ________

Poitrine ________________

Taille ________

Hanches ________

Cuisses: G ________ D ________

Mollets: G ________ D ________

Mes résultats

Arrivée

Mets ta nouvelle

photo ici

Moi maintenant!________
date

Garde la forme et prépare-toi pour ton prochain défi !